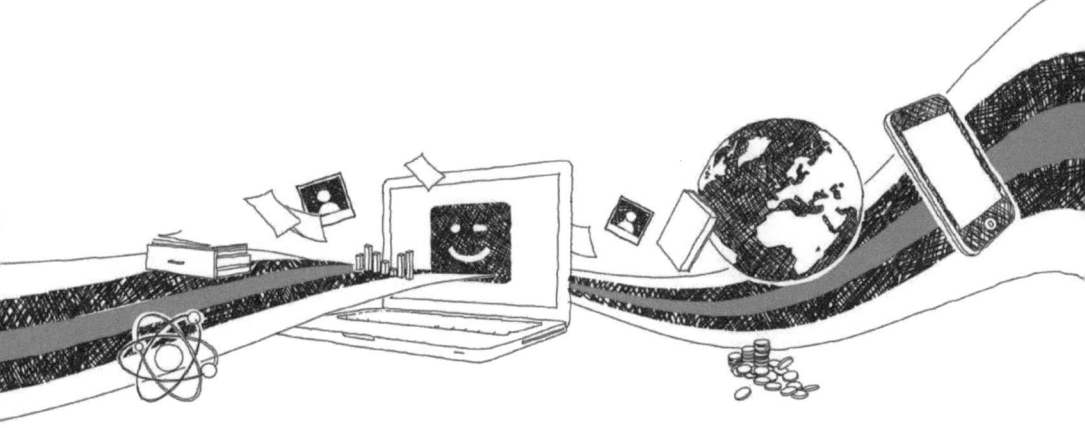
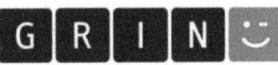

Jonas Trambacz

Präventionsmaßnahmen gegen Methicillin-resistente Staphylococcus-aureus-Stämme (MRSA) in deutschen Krankenhäusern

GRIN Verlag

Bibliografische Information der Deutschen Nationalbibliothek:

Die Deutsche Bibliothek verzeichnet diese Publikation in der Deutschen National-
bibliografie; detaillierte bibliografische Daten sind im Internet über http://dnb.d-
nb.de/ abrufbar.

Impressum:

Copyright © 2012 GRIN Verlag GmbH
Druck und Bindung: Books on Demand GmbH, Norderstedt Germany
ISBN: 978-3-656-18030-2

Dieses Buch bei GRIN:

http://www.grin.com/de/e-book/192759/praeventionsmassnahmen-gegen-methicillin-
resistente-staphylococcus-aureus-staemme

GRIN - Your knowledge has value

Der GRIN Verlag publiziert seit 1998 wissenschaftliche Arbeiten von Studenten, Hochschullehrern und anderen Akademikern als eBook und gedrucktes Buch. Die Verlagswebsite www.grin.com ist die ideale Plattform zur Veröffentlichung von Hausarbeiten, Abschlussarbeiten, wissenschaftlichen Aufsätzen, Dissertationen und Fachbüchern.

Besuchen Sie uns im Internet:

http://www.grin.com/

http://www.facebook.com/grincom

http://www.twitter.com/grin_com

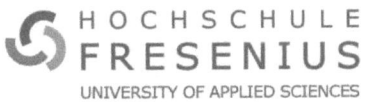

Hochschule Fresenius

Fachbereich Wirtschaft & Medien

Studiengang Health Economics

Hausarbeit

Präventionsmaßnahmen von Methicillin-resistenten

Staphylococcus-aureus-Stämmen (MRSA) im stationären Bereich und

deren Umsetzung in deutschen Krankenhäusern

Jonas Trambacz

Fach: Wissenschaftliches Arbeiten

Abgabedatum: 21.02.2012

I. Inhaltsverzeichnis

II. Abbildungsverzeichnis

III. Tabellenverzeichnis

IV. Abkürzungsverzeichnis

BSG: Bundessozialgericht

BVÖGD: Bundesverband der Ärzte des öffentlichen Gesundheitsdienstes

DGKH: Deutsche Gesellschaft für Krankenhaushygiene

DK: Dauerkatheter

DRG: Diagnosis Related Groups

GKV: Gesetzliche Krankenversicherung

KRINKO: Kommission für Krankenhaushygiene und Infektionsprävention am RKI

PCR: engl. Polymerase Chain Reaction

PEG: Perkutane endoskopische Gastrostomie

SPDK: Suprapubischer-Dauerkatheter

1. Einleitung

„Krank durch die Klinik"[1] schreibt der *Focus*, „Angriff der Killer-Bakterien"[2] wettert der *Stern*.

Hinter solchen Schlagzeilen verbergen sich meistens sogenannte Methicillin-resistente Staphylococcus-aureus-Stämme (MRSA). Maßnahmen zur Bekämpfung von MRSA wurden schon lange definiert. Fraglich ist, ob diese Maßnahme auch umgesetzt werden, denn mit einer Prävalenz von aktuell ca. 24%[3] steht Deutschland in keinem guten Licht.

Diese Hausarbeit befasst sich kurzgesagt mit folgenden Fragen:

- Was ist MRSA?

- Was kann man gegen MRSA unternehmen?

- Werden die Maßnahmen zur Bekämpfung von MRSA in ausreichendem Maße umgesetzt?

Im Kapitel zwei wird erklärt, worum es sich bei Prävention und dem stationären Bereich handelt. Es dient als Grundlage für das Verständnis des Themas.

Kapitel drei befasst sich ausschließlich mit Informationen über MRSA. Es wird eine allgemeine Definition geliefert und beispielsweise auf Übertragungswege eingegangen.

Im vierten Kapitel werden speziell die Hygienemaßnahmen zur Bekämpfung von MRSA dargestellt, worauf eine kurze Analyse der Kosten in Kapitel fünf folgt.

Das Kapitel sechs fasst alle Präventionsmaßnahmen von MRSA zusammen und dient als Vorbereitung zum siebten Kapitel, in welchem die Umsetzung der Präventionsmaßnahmen in deutschen Krankenhäusern veranschaulicht wird.

Die Arbeit endet mit einem Fazit.

---

[1] Bidder [2010], o. S.

[2] Trauner [2004], o. S.

[3] Schätzung in Anlehnung an Abb. 2, Seifert [2011], S. 6.

2. Begriffserläuterungen

Zum besseren Verständnis werden im folgenden Kapitel grundlegende Begriffe des Themas erläutert. Die Definition von MRSA erfolgt ausführlich in Kapitel drei.

2.1 Prävention

Prävention versteht man als Gesundheitsvorsorge, mit dem Ziel, Krankheiten möglichst früh zu erkennen und zu behandeln, bzw. gar nicht entstehen zu lassen.[4]

Unterschieden werden:

- primäre Prävention

- sekundäre Prävention

- tertiäre Prävention

- quartäre Prävention.

Die Primärprävention setzt vor dem Eintreten einer Erkrankung ein und richtet sich an den gesunden Menschen. Beispiele für die primäre Prävention sind Schutzimpfungen oder schulische Maßnahmen zur Ernährung.[5]

Die sekundäre Prävention bezieht sich auf das Frühstadium einer Krankheit. Durch eine frühzeitige Erkennung von Krankheiten wird die Heilungschance erhöht. Hierunter fallen Vorsorgeuntersuchungen, z.B. für Darm- oder Brustkrebs.[6]

Die Tertiärprävention richtet sich an bereits erkrankte Patienten und will Komplikationen, Folgeerkrankungen sowie Rückfälle vermeiden. Ein Beispiel wäre hier die Vermeidung des Diabetischen-Fußsyndroms bei insulinpflichtigen Diabetikern.[7]

Neben diesen bisher genannten Präventionstypen gibt es noch einen weiteren Typus, welcher sich jedoch erst in den letzten zehn Jahren etablieren konnte. Er wurde erstmals 1986 beschrieben. Bei dieser sogenannten quartären Prävention hat der Arzt einen Patienten vor sich, der sich krank fühlt, bei dem jedoch

---

[4] Vgl. Willig/Kommerell [2001], S. 84.

[5] Vgl. ebd.

[6] Vgl. ebd.

[7] Vgl. ebd.

keine Erkrankung vorliegt.[8] Hervorgerufen wird dieser Irrglaube durch die vielen vorangegangen Präventionsmaßnahmen. Dem Patienten werden Krankheiten zugesprochen, die er gar nicht hat. Die quartäre Prävention ist eine Prävention vor unnötiger Prävention.[9]

Die folgende Abbildung stellt die Präventionstypen graphisch dar.

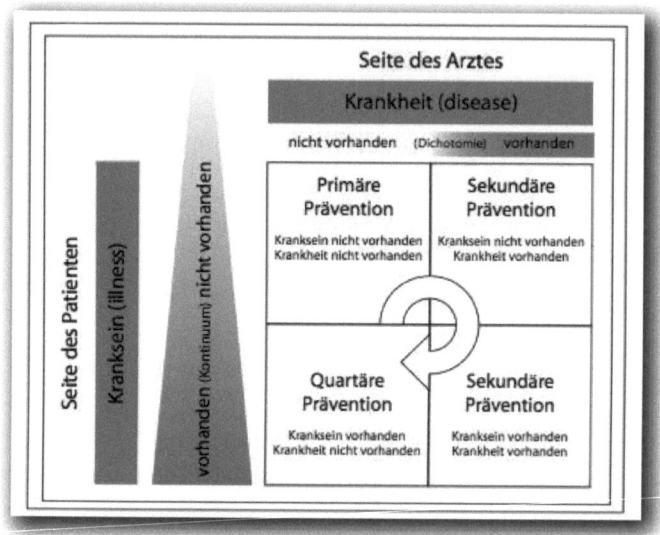

Abb. 1: Vier-Felder-Tafel-Modell der Präventionformen

(Quelle: Kuehlein/Sghedoni/Visenti/Gérvas/Jamoulle [2010], S. 351.)[10]

2.2 Stationärer Bereich

Im Gegensatz zum ambulanten steht der stationäre Bereich. „Nach der Definition des BSG ist eine Behandlung (...) stationär, wenn sie sich zeitlich über einen Tag und eine Nacht erstreckt (...)".[11] Im Gesundheitswesen wird so also die Unterbringung in einem Krankenhaus oder Pflegeheim über 24 Stunden genannt.

---

[8] Vgl. Kuehlein/Sghedoni/Visenti/Gérvas/Jamoulle [2010], S. 352.

[9] Vgl. Kissling [2010], S. 396.

[10] In der Originalgrafik wurde fälschlicherweise zweimal die sekundäre Prävention benannt, der sekundären folgt jedoch die tertiäre Prävention.

[11] Bold/Erbsen [o.J.], S. 3.

In den folgenden Ausführungen wird der stationäre Bereich mit dem Krankenhaus gleichgesetzt.

3. MRSA

Das Kapitel drei behandelt ausschliesslich das Thema MRSA. Es befasst sich mit der Definition, Prävalenz, Diagnose, den Übertragungswegen, Risikopatienten, Symptomen, der medikamentösen Therapie sowie der Meldepflicht.

3.1 Definition

MRSA ist die Abkürzung für Methicillin-resistenter Staphylococcus-aureus, im Volksmund auch Multiresistenter Staphylococcus-aureus genannt. Er ist ein Stamm des Bakteriums Staphylococcus-aureus (Staphylokokken), der gegen ein Großteil von Antibiotika resistent ist. Man unterscheidet drei Formen von MRSA:

I.   MRSA im Krankenhaus (hospital acquired MRSA, ha-MRSA)

II.   MRSA außerhalb des Krankenhauses (community acquired MRSA, ca-MRSA)[12]

III.   MRSA-Stämme im Zusammenhang mit Tieren (livestock associated MRSA, la-MRSA).[13]

3.2 Prävalenz

„Unter Prävalenz versteht man die (relative) Häufigkeit von Krankheitsfällen"[14], in diesem Fall von MRSA.

Abb. 2 stellt die MRSA-Prävalenz der Jahre 1980-2007 in Deutschland graphisch dar. Zu erkennen ist ein massiver prozentualer Zuwachs im beschriebenen Zeitraum.

Im internationalen Vergleich steht Deutschland statistisch gut da. Beispielsweise hat die Türkei eine MRSA-Prävalenz von ca. 42% (2007), Griechenland von ca. 49% (2007). Die skandinavischen Länder sowie die Niederlande kommen hingegen auf unter 1%.[15]

---

[12] Vgl. Onmeda [o.J.a], o. S.

[13] Vgl. Bergen [2011], S. 255.

[14] Statistisches Bundesamt [o.J.], o. S.

[15] Vgl. Mayer [2011], o. S.

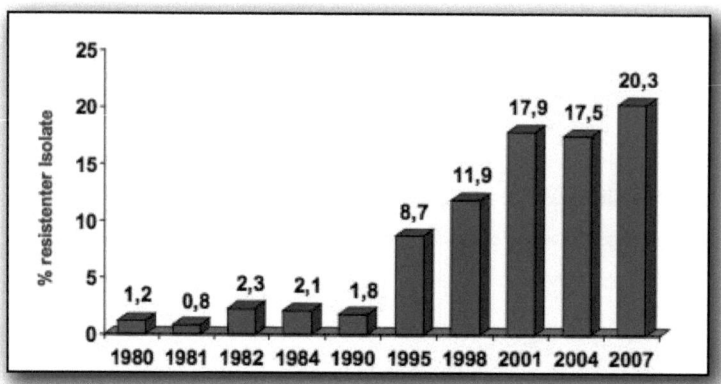

Abb. 2: MRSA-Prävalenz

(Quelle: Seifert [2011], S. 6)

3.3 Diagnose

MRSA wird laborchemisch mittels Abstrichen vom Patienten diagnostiziert. In der Regel umfasst dieses mikrobiologische Screening sowohl einen Abstrich vom Nasen-/ Rachenraum und einen von vorhandenen Wunden. Aus diesen Abstrichen wird entweder eine Kultur angelegt oder ein Direktnachweis erstellt (PCR). Währen eine Kultur drei Tage bebrütet wird, steht die PCR nach ungefähr drei Stunden zur Verfügung. Das Labor fertigt bei kulturellem Nachweis ein Antibiogramm an, indem zu erkennen ist, gegen welche Antibiotika der MRSA resistent oder sensibel ist.[16]

3.4 Übertragungswege

Hat ein Patient eine Infektion während seines Aufenthaltes im Krankenhaus oder einer anderen medizinischen Einrichtung erworben und es ist auszuschließen, dass diese bei der Aufnahme in der Inkubationsphase war, spricht man von einer nosokomialen Infektion.[17]

„Qualität im Sinne der Krankenhaushygiene liegt vor, wenn (...) Maßnahmen und Vorkehrungen getroffen werden, um nosokomial bedingte Erkrankungen zu vermeiden."[18]

---

[16] Vgl. Fenner [2006], S. 13-22.

[17] Vgl. RKI [2002], S. 5.

[18] Bergen [2011], S. 29.

Die Übertragung von MRSA wird in drei Wege unterteilt:

I. Der direkte Kontakt zu kolonisierter Haut oder Schleimhaut

II. Eine Verbreitung über kontaminierte Gegenstände oder Oberflächen (Umgebungskontamination oder Kreuzkontamination)

III. Eine Übertragung durch die Luft. Mikrotröpfchen besetzten Oberflächen oder den Patienten.[19]

3.5 Risikopatienten

Grundsätzlich besteht ein erhöhtes Risiko bei immungeschwächten Patienten. Weitere Risikofaktoren, die eine Besiedlung mit MRSA begünstigen sind:

„ - Eine positive MRSA-Anamnese, d.h. MRSA-Träger gewesen zu sein (...)

- Kontakt zu einem MRSA-Träger

- Krankenhausaufenthalt (>24h) innerhalb der letzten 6 Monate (...)

- Aufenthalt in einem Alten-/ Senioren-/ Pflegeheim (>24h) innerhalb der letzten 6 Monate (...)

- Antibiotische Therapie innerhalb der letzten 6 Monate

- Chronische Pflegebedürftigkeit

- Katheter (DK, SPDK, PEG etc.)

- Dialysepflichtigkeit

- Offene chronische Wunden, tiefe Weichteilinfektionen oder Ulcera (...)

- Beruflicher direkter Kontakt zu Tieren der landwirtschaftlichen Tiermast (Schweinen)".[20]

3.6 Symptome

Abhängig vom Ort der Infektion ist das Erscheinungsbild unterschiedlich. Häufige Symptome sind Wundheilungsstörungen, Abszesse und Furunkel (pyogene Infektion). Neben solchen oberflächlichen Infektionen können auch Organe oder der gesamte Blutkreislauf infiziert sein (invasive Infektion) und ein letaler Verlauf ist möglich.

Darüber hinaus werden Toxin-vermittelte Erkrankungen beschrieben. Zu Ihnen gehören das Staphylococcal scaled skin syndrom (SSSS) und das Toxic shock syndrom (TSS). Sie zählen zu den Superinfektionen

---

[19] Vgl. mrsa-owl.net [o.J.], o. S.

[20] MRSA-net [o.J.], o. S.

und bedürfen einer intensivmedizinischen Komplexbehandlung.

Ebenfalls kann die Erkrankung asymptomatisch, d.h. symptomlos verlaufen.[21]

3.7 Medikamentöse Therapie

Die Therapie einer MRSA-Infektion besteht meistens aus einer Kombination verschiedener Antibiotika. Dabei sind jene Antibiotika zu wählen, welche sich im Antibiogramm als MRSA-sensibel erwiesen haben.[22] Gängige β-Lactamantibiotika haben keinen Nutzen bei MRSA, vielmehr greift man auf Reserveantibiotika (Rifampicin, Fucidinsäure, Streptogramine, Oxazolidinone, Glykopeptide[23]) zurück und kombiniert diese gegebenenfalls.[24]

Daneben kommen verschieden Hygiene- und Sanierungsmaßnahmen zum Einsatz, welche im Kapitel vier genauer beschrieben werden.

3.8 Meldepflicht

Seit dem 1. Juli 2009 besteht eine Meldepflicht von MRSA, welcher in Blut oder Liquor nachgewiesen wurde, gegenüber dem Gesundheitsamt. Ebenso ist ein gehäuftes Auftreten von nosokomialen Infektionen mit epidemischen Zusammenhang meldepflichtig.[25]

4. Hygienemaßnahmen zur Bekämpfung von MRSA

Neben der medikamentösen Therapie gibt es bestimmte Hygienemaßnahmen zur Bekämpfung von MRSA, welche im folgenden Kapitel beschrieben werden. Auf Handelsnamen von Medikamenten wird an dieser Stelle verzichtet.

4.1 Isolierung

Patienten sind vor MRSA-kolonisierten oder -infizierten Patienten zu schützen. Aus diesem Grund müssen räumlich getrennt untergebracht werden. Der Idealfall ist eine Einzelunterbringung mit eigener sanitä-

---

[21] Vgl. RKI [2009], o. S.

[22] Vgl. Onmeda [o.J.b], o. S.

[23] An dieser Stelle wird nicht der Handelsname, ausschließlich der Inhaltsstoff genannt.

[24] Vgl. Groß [2009], S. 176.

[25] Vgl. Siegmund-Schultze [2009], S. A1278.

rer Anlage, jedoch ist eine gemeinsame Unterbringung mehrerer MRSA-positiver Patienten ebenfalls möglich (Kohortenisolierung). Die Türen des Patientenzimmers sollten stets geschlossen sein. Eventuelle Mitpatienten sind unverzüglich zu screenen und bis zum Vorliegen der Ergebnisse ebenfalls separat unterzubringen. Sie werden bis auf Weiteres wie ein MRSA-kolonisierter Patient behandelt. Sollte das Ergebnis negativ sein, kann der Patient wieder normal untergebracht werden.[26]

4.2 Maßnahmen zum Schutz vor Kontamination

An erster Stelle steht hier die hygienische Händedesinfektion. Sie findet nach Patientenkontakt und nach Kontakt mit kontaminierten Materialien unmittelbar vor Verlassen des Patientenzimmers statt. Beim Betreten des Patientenzimmers sind ein langärmeliger Kittel, Mund-Nasen-Schutz und Einmalhandschuhe anzulegen. Beim Verlassen werden diese Utensilien im Patientenzimmer oder ggf. im Vorraum in einem speziellen Wäsche- bzw. Müllsack entsorgt. Das Isolierungszimmer ist als solches zu kennzeichnen und es sollten ausreichend Utensilien bereitgelegt werden. Besucher und stationsfremdes Personal sind auf die Einhaltung der notwendigen Schutzmaßnahmen hinzuweisen und ggf. entsprechend zu schulen. Transporte sollten vermieden werden, sollte dies nicht umsetzbar sein, so sind entsprechende umfangreiche Vorkehrungen zu treffen.[27]

4.3 Sanierung

Maßnahmen, mit dem Ziel der Beseitigung einer MRSA-Besiedlung nennt man Sanierung, Dekontamination oder Eradikation. Hierbei sollt ein Sanierungsprotokoll verwendet werden. Ein übliches Prozedere einer Sanierung verläuft über fünf Tage mit folgenden Maßnahmen:[28]

„ - Applikation von (...) Nasensalbe (...) in beide Nasenvorhöfe, dreimal täglich (...)

- Antiseptische Ganzwaschung mit einer antiseptisch wirkenden Waschlösung (...) incl. Haarwäsche und antiseptischer Mundspülung, zweimal täglich (...)

- Tägliche Desinfektion von persönlichen Gegenständen wie Zahnbürsten, Brillen, Rasierer etc. (...)

- Wechsel von Leib- und Bettwäsche sowie Waschlappen und Handtücher nach jeder antiseptischen Waschung."[29]

---

[26] Vgl. Bergen [2011], S. 257.

[27] Vgl. RKI [1999], S. 3.

[28] Vgl. Bergen [2011], S. 259-260.

[29] Bergen [2011], S. 260.

Für die darauffolgenden zwei Tage wird die Sanierung pausiert. Zur Kontrolle des Sanierungserfolges wird danach an drei aufeinanderfolgenden Tagen ein Screening des Patienten durchgeführt. Sollte der Patient weiterhin positive Abstriche vorweisen, so sollte die Sanierung wiederholt werden. Sind hingegen alle drei Abstriche negativ, so kann der Patient entisoliert werden. Abschließend erfolgt noch die Desinfektion und Reinigung des kontaminierten Patientenzimmers.[30]

4.4 Desinfektion und Reinigung

Eine tägliche Flächendesinfektion ist für patientennahe Oberflächen obligat. Ebenso werden alle medizinischen Geräte nach Gebrauch am Patienten desinfiziert. Sie werden patientenspezifisch verwendet, bevorzugt wird aber Einmalmaterial. Wäsche und Textilien werden in speziell markierten Abwurfbehältern gesammelt und entsorgt. Abfall wird gesondert im Patientenzimmer gesammelt und ebenfalls speziell entsorgt. Eine sogenannte Schlussdesinfektion oder Scheuer-Wisch-Desinfektion wird vorgenommen, wenn der Patient MRSA-negativ ist oder entlassen wurde.[31]

5. Kosten

Durch das vermehrte Auftreten von MRSA-kolonisierten Patienten, fallen Zusatzkosten in den Krankenhäusern an. Auf Intensivstationen sind es ca. 1600 €/Tag/MRSA-Patient, auf Normalstationen ca. 400 €/Tag/MRSA-Patient. Im Durchschnitt ergeben sich Zusatzkosten von ca. 9300 € für einen MRSA-Patienten pro Krankenhausaufenthalt. Diese Kosten ergeben sich aus:

- Längerer Verweildauer des Patienten

- Postoperative Komplikationen, z.B. Wundheilungsstörungen

- Einsatz teurer Reserveantibiotika

- Erhöhter diagnostischer Aufwand

- Isolation im Einzelzimmer inkl. Material zum Schutz vor Kontamination.[32]

---

[30] Vgl. Bergen [2011], S. 260.

[31] Vgl. RKI [1999], S. 4.

[32] Vgl. Aktion Meditech [2005], S. 1.

6. Präventionsmaßnahmen von MRSA

In diesem Kapitel werden alle grundlegenden Präventionsstrategien gegen MRSA zusammengefasst. Zu nennen sind:

1. „Kontrollierte und rationale Antibiotikatherapie (...)"[33]

2. Prävention

   - Umsetzung der Hygienemaßnahmen nach den Empfehlungen der KRINKO

   - Isolierung aller MRSA-Träger

   - Eingangsscreening von Patienten, die zu Risikogruppen gehören

   - Aufklärung der Patienten über Übertragungswege und Schutzmaßnahmen[34]

3. Surveillance

   - „Frühzeitige labordiagnostische Identifizierung von Trägern (Screening) (...)

   - Sammlung, Auswertung und Nutzung der Meldedaten (auf Basis der gesetzlichen Meldepflicht)"[35]

4. Therapie und Sanierung

   - Therapie und Sanierung MRSA-positiver Patienten während und insbesondere auch nach dem stationären Aufenthalt

   - Nach stationärer Entlassung müssen MRSA-Patienten ambulant weiter saniert werden[36]

5. Aufklärung der Bevölkerung, Fortbildung von Personal im Gesundheitswesen

   - „Bedeutung und Konsequenzen einer MRSA-Kolonisation und -Infektion für den Betroffenen und das Umfeld (Angehörige, Personal)"[37]

---

[33] mrsa-owl.net [o.J.], o. S.

[34] Vgl. mrsa-owl.net [o.J.], o. S.

[35] mrsa-owl.net [o.J.], o. S.

[36] Vgl. mrsa-owl.net [o.J.], o. S.

[37] mrsa-owl.net [o.J.], o. S.

- Schulung des Personals im Gesundheitswesen

- Schulung und Umsetzung von Hygienemaßnahmen.[38]

7. Umsetzung der Präventionsmaßnahmen in deutschen Krankenhäusern

2010 wurde von der DGKH und dem BVÖGD ein Fragebogen zum Umgang mit MRSA-Patienten erarbeitet und an alle deutschen Krankenhäuser versandt. 893 von rund 2100 Krankenhäusern beteiligten sich.[39]

„84,5% der Häuser gaben an, dass sie MRSA-positive Patienten immer im Einzelzimmer unterbringen."[40] 2,1% der Häuser isolierten selten bis nie, 5,6% gaben dazu keine Angabe, sodass ggf. bis zu 8% der Krankenhäuser ihre MRSA-Patienten nicht isolieren.[41] Tab. 1 stellt die Isolierung in deutschen Krankenhäusern prozentual und in Relation zur Hausgröße dar.

Hausgröße	immer	meistens	selten bis nie	k.a.
‹ 100	79,5 %	6,4 %	6,4 %	7,4 %
100 - 200	87,1 %	5,6 %	1,7 %	5,6 %
200 - 400	84,1 %	8,8 %	1,0 %	6,1 %
400 - 600	88,4 %	8,5 %	1,6 %	1,6 %
k.a.	78,1 %	3,1 %	9,4 %	9,4 %
Gesamt	84,5 %	7,7 %	2,1 %	5,6 %

Tab. 1: Isolierung von MRSA-positiven Patienten nach Krankenhausgröße
(Quelle: Eigene Darstellung in Anlehnung an RKI [2011], S. 119)

„Schutzkittel werden in mehr als 90% der Häuser getragen"[42], allerdings müssen Besucher in 15% der Häuser keine Kittel tragen. Ebenfalls werden Handschuhe und Mund-Nasen-Schutz in mindestens 90% der Häuser getragen, jedoch in über 30% nicht von Besuchern.[43] Tab. 2 stellt das Tragen von Schutzkleidung nach Berufsgruppe bzw. Besucher dar.

---

[38] Vgl. ebd.

[39] Vgl. RKI [2011], S. 119.

[40] RKI [2011], S. 119.

[41] Vgl. RKI [2011], S. 119.

[42] RKI [2011], S. 119.

[43] Vgl. RKI [2011], S. 119.

	Arzt	Pflege	Hilfskräfte	Sonstige	Besucher	k.a.
Schutzkittel	95,2 %	97,0 %	93,1 %	93,3 %	85,1 %	1,2 %
Handschuhe	91,9 %	96,6 %	91,3 %	91,2 %	66,3 %	2,2 %
Mund-Nasen-Schutz	85,2 %	93,6 %	85,6 %	86,3 %	72,9 %	5,5 %

Tab. 2: Tragen von Schutzkleidung nach Berufsgruppe bzw. Besucher im Krankenhaus

(Quelle: Eigene Darstellung in Anlehnung an RKI [2011], S. 120)

Die patientennahen Flächen sowie die sanitären Anlagen von MRSA-positiven Patienten werden zu einem hohen Prozentsatz täglich desinfiziert.[44] Einzelnachweise sind aus Tab. 3 zu entnehmen.

	täglich	seltener als täglich	k.a.
Patientennahe Flächen	97,1 %	1,1 %	1,8 %
Fußboden	89,6 %	5,4 %	5,0 %
Sanitärbereich	95,7 %	1,8 %	2,5 %

Tab. 3: Häufigkeit von Desinfektionsmaßnahmen

(Quelle: Eigene Darstellung in Anlehnung an RKI [2011], S. 120)

Bezüglich der Sanierung von MRSA-Patienten wird bei 60% der Häuser angegeben, dass ein antiseptisches Waschen immer erfolgt. Die Verwendung einer Nasensalbe dagegen nur zu 52% und einer antiseptischen Mundspülung zu 43%.[45] Tab. 4 zeigt die Zahlen übersichtlich.

	immer	teilweise	praktisch nie	k.a.
Nasensalbe	51,7 %	43,9 %	1,2 %	3,1 %
Antiseptische Mundspülung	43,1 %	47,6 %	4,5 %	4,8 %
Antiseptisches Waschen	60,5 %	34,2 %	2,2 %	3,1 %

Tab. 4: Häufigkeit von Sanierungsmaßnahmen

(Quelle: Eigene Darstellung in Anlehnung an RKI [2011], S. 120)

38% der Krankenhäuser gaben an, dass sie bei allen MRSA-Risikopatienten (Vgl. Kapitel 3.5) ein Eingangsscreening durchführen. 46% nur bei einem Teil und in 10% der Krankenhäuser erfolgt selten bis nie

---

[44] Vgl. RKI [2011], S. 120.

[45] Vgl. ebd.

ein Screening. Die Anzahl von 38% ist jedoch kritisch zu betrachten, da nur bei 5% der Häuser ein Screening von Patienten vorgenommen wurde, welche in den letzten sechs Monaten stationär im Krankenhaus waren, obwohl diese zu den Risikopatienten gehören.[46]

Das Screening des Personals findet in 19% der Häuser nie statt. Auf eigenen Wunsch des Mitarbeiters wird dieser in 32% der Häuser auf eine MRSA-Kolonisation gescreent.[47] Diese Daten sind Grundlage für einige essentielle Folgerungen:

„ - In vielen deutschen Krankenhäusern werden die Empfehlungen der KRINKO weitgehend korrekt umgesetzt.

- Allerdings werden in 8% bis 12% der Krankenhäuser die Empfehlungen zum Umgang mit MRSA-Patienten nicht befriedigend angewandt.

- Die Sanierung von MRSA-Trägern erfolgt uneinheitlich.

- Das Vorgehen bei Besuchern ist in vielen Häusern unbefriedigend geregelt.

- 78% führen ein risikobasiertes Screening bei mindestens 50% der [Risikopatienten] (...) durch (...).

- Es besteht Regelungsbedarf bezüglich Mitarbeiterschutz und Umgang mit MRSA-positiven Mitarbeitern."[48]

---

[46] Vgl. ebd.

[47] Vgl. RKI [2011], S. 120.

[48] RKI [2011], S. 120.

8. Fazit

Bei Methicillin-resistenten Staphylococcus-aureus-Stämmen handelt es sich um ein Bakterienstamm, welcher ein nationales Problem in den Krankenhäusern darstellt. MRSA-Patienten verursachen höhere Kosten für das Krankenhaus und somit über die Krankenhausfinanzierung (DRG) für die ganze Gesellschaft.[49] Des Weiteren bedürfen MRSA-besiedelte Patienten intensiverer pflegerischer sowie medizinischer Versorgung und bedeuten für das Krankenhaus erheblichen organisatorischen Aufwand.

Aus diesen Gründen sollten die Empfehlungen zur Bekämpfung von MRSA, beispielsweise von der KRINKO korrekt umgesetzt werden. Ganz allgemein sind es:

- Kontrollierte Antibiotikagabe

- Prävention

- Surveillance

- Therapie und Sanierung

- Aufklärung[50]

Die Hausarbeit zeigt, dass diese Empfehlungen weitgehend umgesetzt werden, jedoch bei einzelnen Elementen Verbesserungsbedarf besteht. Es sollte also Aufgabe der Klinikleitung, respektive des Qualitätmanagements in Kooperation mit der Krankenhaushygiene sein, eine effizientere Umsetzung der Präventionsmaßnahmen zu kommunizieren. Fortbildungen sollten angeboten und regelmäßige Mitarbeiterscreenings durchgeführt werden. Ein striktes Eingangsscreening sollte obligatorisch koordiniert werden. Ebenfalls muss das Thema MRSA mit den Angehörigen, beziehungsweise Besuchern ausreichend besprochen werden.[51]

Werden diese Empfehlungen in den kommenden Jahren umgesetzt, sollte es deutschen Krankenhäusern möglich sein, MRSA-Infektionen zu verringern, beziehungsweise zu vermeiden.

---

[49] Gemeint ist die Solidargemeinschaft der GKV, die über ihre Versicherungsbeiträge die Betriebskosten der Krankenhäuser finanzieren (Vgl. Solidarprinzip).

[50] Vgl. Kapitel sechs: Präventionsmaßnahmen von MRSA.

[51] Vgl. RKI [2011], S. 120.

V. Literaturverzeichnis

Aktion Meditech [2005]

MRSA-resistente Bakterien auf dem Vormarsch, verfügbar unter:
www.aktion-meditech.de/services-medien/.../ausgabe-08-2005 (02.12.2011).

Bergen, P. [2011]

Basiswissen Krankenhaushygiene, 3. aktualisierte Auflage, Hannover, 2011.

Bidder, J. [2010]

Krank durch die Klinik, verfügbar unter:
http://www.focus.de/gesundheit/arzt-klinik/klinik/tid-9019/
mrsa-krank-durch-die-klinik_aid_262385.html (17.12.2011).

Bold, C./Erbsen, M. [o.J.]

Ambulant oder stationär? Grundsatzentscheidung des Bundessozialgerichts zur Abgrenzung
zwischen ambulanter und stationärer Behandlung, verfügbar unter:
http://www.vpka-bw.de/cms/fileadmin/pdf/ambulant-oder-stationaer.pdf (14.11.2011).

Fenner, T. [2006]

Laborinformation, MRSA, Methicillin resistenter Staphylococcus aureus. Die häufigsten Fragen
und Antworten, verfügbar unter:
http://www.fennerlabor.de/uploads/media/MRSA.pdf (25.11.2011).

Groß, U. [2009]

Kurzlehrbuch Medizinische Mikrobiologie und Infektiologie, 2. Auflage, Stuttgart, 2009.

Kissling, B. [2010]

Die quartäre Prävention: primum nil nocere - aktueller denn je!, in: Schweiz Med Forum, Nr. 51,
2010, S. 896-898.

Kuehlein, T./Sghedoni, D./Visenti, G./Gérvas, J./Jamoulle, M. [2010]

Quartäre Prävention, eine Aufgabe für Hausärzte, in: PrimaryCare, Nr. 18, 2010, S. 350-354.

Mayer, K.C. [2011]

MRSA, verfügbar unter: http://www.neuro24.de/show_glossar.php?id=1902 (27.11.2011).

MRSA-net [o.J.]

Häufig gestellte Fragen (FAQ) zu MRSA, verfügbar unter:
http://www.mre-net.de/DE/faq.html (25.11.2011).

mrsa-owl.net [o.J]

> Häufig gestellte Fragen zu MRSA (FAQ), verfügbar unter:
> http://www.mrsa-owl.net/index.php?id=109 (25.11.2011).

Onmeda [o.J.a]

> Onmeda. Für meine Gesundheit, verfügbar unter:
> http://www.onmeda.de/krankheiten/mrsa_infektion_definition-9818-2.html (25.11.2011).

Onmeda [o.J.b]

> Onmeda. Für meine Gesundheit, verfügbar unter:
> http://www.onmeda.de/krankheiten/mrsa_infektion_therapie-9818-6.html (25.11.2011).

Seifert, H. [2011]

> Kammersymposium Multiresistente Erreger in Klinik und Praxis. MRSA, VRE, ESBL und Co. -
> aktuelle Daten zur Resistenzentwicklung und Therapiemöglichkeiten, verfügbar unter:
> http://www.aekno.de/downloads/aekno/infekt-2011-03.pdf (27.11.2011).

Siegmund-Schultze, N. [2009]

> Meldepflicht für MRSA-Infektionen, in: Deutsches Ärzteblatt, Nr. 25 vom 19.06.2009, S. A1278.

RKI [1999]

> Empfehlung zur Prävention und Kontrolle von Methicillin-resistenten Staphylococcus aureus-
> Stämmen (MRSA) in Krankenhäusern und anderen medizinischen Einrichtungen. Mitteilung der
> Kommission für Krankenhaushygiene und Infektionsprävention am RKI, verfügbar unter:
> http://dgkh.de/Nutzerdaten/File/empfehlungen/2010_rki_mrsa.pdf (26.11.2011).

RKI [2002]

> Gesundheitsberichterstattung des Bundes Nr. 8. Nosokomiale Infektionen, verfügbar unter:
> http://edoc.rki.de/documents/rki_fv/reUzuR53Jx9JI/PDF/26TzxAg9BtuM_65.pdf (01.12.2011).

RKI [2009]

> Staphylokokken-Erkrankungen, insbesondere Infektionen durch MRSA. RKI-Ratgeber für Ärzte,
> verfügbar unter:
> http://www.rki.de/cln_226/nn_504504/DE/Content/Infekt/EpidBull/
> Merkblaetter/Ratgeber__Staphylokokken__MRSA.html (25.11.2011).

RKI [2011]

> Epidemiologisches Bulletin Nr. 15. Zum Umgang mit MRSA-Patienten in deutschen
> Krankenhäusern. Ergebnisse einer Umfrage der DGKH und des BVÖGD im Herbst 2010, verfüg-
> bar unter:
> http://edoc.rki.de/documents/rki_fv/reI6owKFOfcw6/PDF/25D9fF3L62Y.pdf (01.12.2011).

Statistisches Bundesamt [o.J.]

   Gesundheitsberichterstattung des Bundes. Prävalenz, verfügbar unter:
   http://www.gbe-bund.de/glossar/Praevalenz.html (27.11.2011).

Trauner, S. [2004]

   Medizin. Angriff der Killer-Bakterien, verfügbar unter:
   http://www.stern.de/wissen/gesund_leben/medizin-angriff-der-killerbakterien-520480.html
   (19.12.2011).

Willig, W./Kommerell, T. [2001]

   Psychologie. Sozialmedizin. Rehabilitation. Lehrbuch für die Ausbildung in der Krankenpflege,
   Balingen, 2001.